EL PODER DE
AROMATERAPIA

HISTORIA, BENEFICIOS, ACEITES, INCIENSO, MASAJE Y BIENESTAR

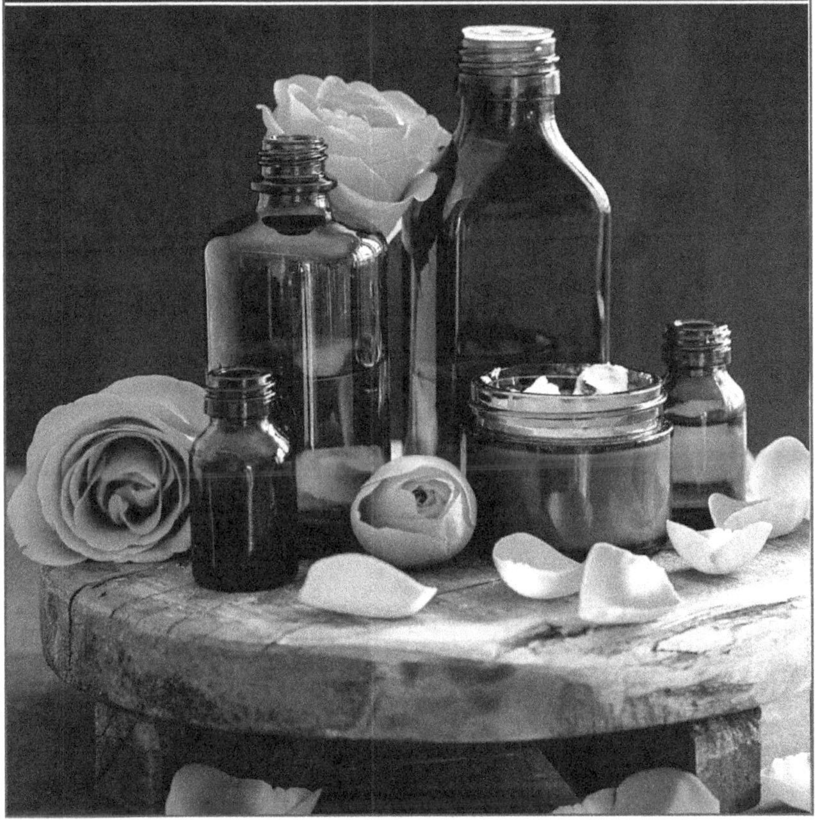

EL PODER DA AROMATERAPIA

Historia, Beneficios, aceites, incienso, Masaje y bienestar

ALEXSANDRO FERNANDES DE OLIVEIRA

WWW.LIVROSOBRESAUDE.COM.BR

SOBRE O AUTORE

Alexsandro Fernandes de Oliveira es un empresario residente en Florianópolis SC / BR al que le encanta compartir conocimientos y ayudar a otros en el tema de salud y calidad de vida.

Alexsandro Fernande de Oliveira es una persona apasionada que hace un esfuerzo adicional y se rinde.

Palabras de sabiduría de:

"Creo que no hay secretos para el éxito en la vida. Y realmente creo que el resultado del verdadero éxito en la vida es el resultado del trabajo duro, la preparación y lo más importante de todo, aprender del fracaso.

Si desea obtener más información sobre Alexsandro Fernandes de olivriar, visite:

site www.livrosobresaude.com.br

Sumário

INCIENSO DE AROMATERAPIA69

INCIENSO DE AROMATERAPIA69

INTRODUÇÃO

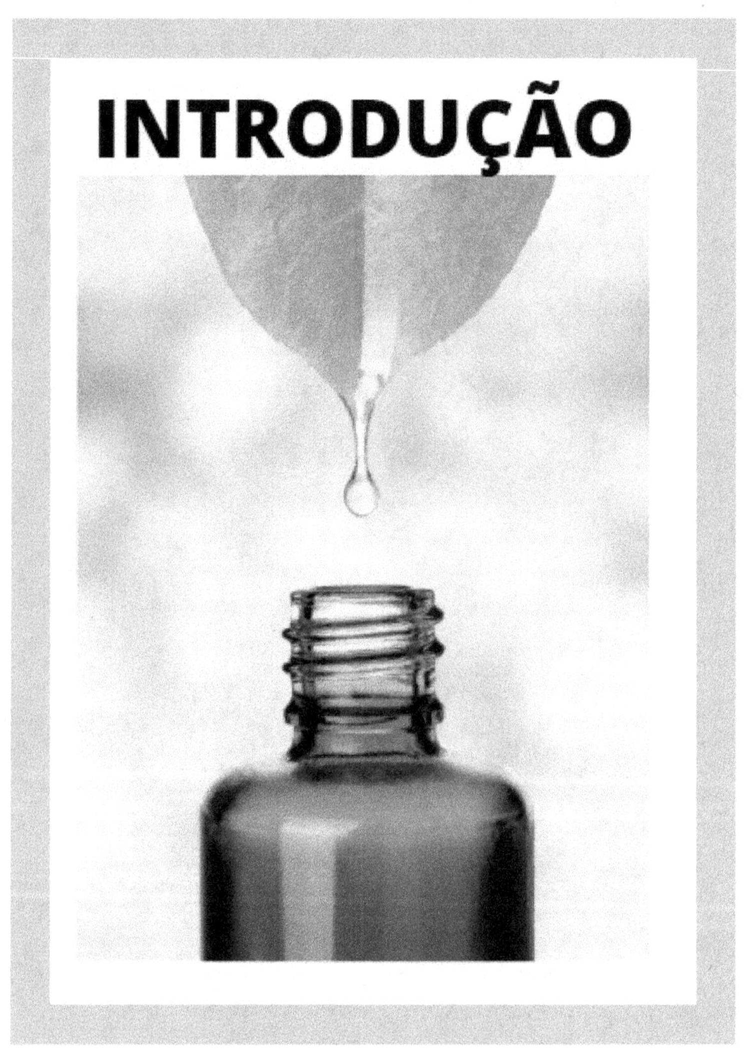

INTRODUCCIÓN

La aromaterapia es una de las industrias de más rápido crecimiento en el país. Con la moda de las actividades de la nueva era, como el yoga, en aumento, parece que la aromaterapia está aquí para quedarse durante los próximos dos años.

De hecho, es una de las prácticas más populares en términos de medicina holística y alternativa.

Se está utilizando en todas partes, desde clínicas y hospitales para el tratamiento del dolor, especialmente durante el trabajo de parto y la quimioterapia, hasta la rehabilitación de pacientes que tienen enfermedades cardíacas, desde el alivio del estrés y la relajación muscular. en los spas de día se fabrican incluso productos de belleza y cosmética. Tú eliges y la aromaterapia te ha influido de una forma u otra.

Pero, además de velas, lociones y aromas, que definen la aromaterapia como una T, ¿de qué se trata y qué nos puede ofrecer?

La aromaterapia es la práctica de utilizar aceites de extractos de plantas con fines medicinales, relajantes y aromáticos. Estos aceites se denominan aceites esenciales, que se utilizan y combinan con otros ingredientes para producir perfumes, lociones y otros productos de belleza para la piel y el cabello.

De hecho, todos los productos con tu aroma vegetal favorito como Rosa, Lavanda y Manzanilla son el resultado de la práctica de la aromaterapia. Se dice que la aromaterapia también puede mejorar el estado de ánimo, aliviarlo y aliviar el estrés. Quizás por eso la técnica también se utiliza en salas de masajes y spas para relajar a los clientes.

El uso de aceites esenciales es una práctica que existe desde hace siglos. Todo comenzó con los griegos, quienes inventaron la forma cruda de destilar. A continuación, se utilizó el proceso de destilación para extraer los aceites de las plantas.

Los siguientes en adoptar la práctica son los egipcios, quienes la incorporaron a sus tradiciones y costumbres. Los aceites vegetales se utilizan en sus diversas estructuras religiosas e incluso en el entierro de sus muertos.

De hecho, los arqueólogos que excavaron tumbas en Egipto encontraron extractos de plantas y restos con cuerpos embalsamados. Los egipcios también fueron los primeros en utilizar extractos de plantas con fines cosméticos y aromáticos.

Los siguientes fueron los romanos, que descubrieron el uso de aceites esenciales como medicina. Hipócrates, el padre de la medicina, era conocido por usar aceites vegetales en su trabajo médico en su época.

Solo en la década de 1920 la práctica ganó el nombre de "aromaterapia", inventada por René Maurice Gattefossé, un químico francés, que utilizó el proceso en su propio trabajo. Desconocido para muchos, la aromaterapia tiene muchas ramas.

Una de estas ramas es la Home Therapy, que se ocupa del uso de la práctica tanto para el autotratamiento como para su uso en la fabricación de perfumes y cosméticos. También se utiliza en la práctica médica y esta rama se denomina aromaterapia clínica. Finalmente, la rama que se ocupa del uso de la aromaterapia en la psicología de los olores y sus efectos en las personas se denomina Aromacología.

Uno de los aromas más conocidos en aromaterapia es la lavanda, que la gente puede encontrar en todas las etiquetas de los productos en los supermercados y tiendas de belleza. Desconocido para muchos, la lavanda también se puede usar para tratar heridas y para aumentar la memoria. También se puede utilizar como ayuda para dormir, ya que ayuda a aliviar la ansiedad y el insomnio.

Además de la lavanda, otros productos de aromaterapia muy populares son los que tienen aromas de rosa, eucalipto, bergamota, canela, romero y jazmín claro.

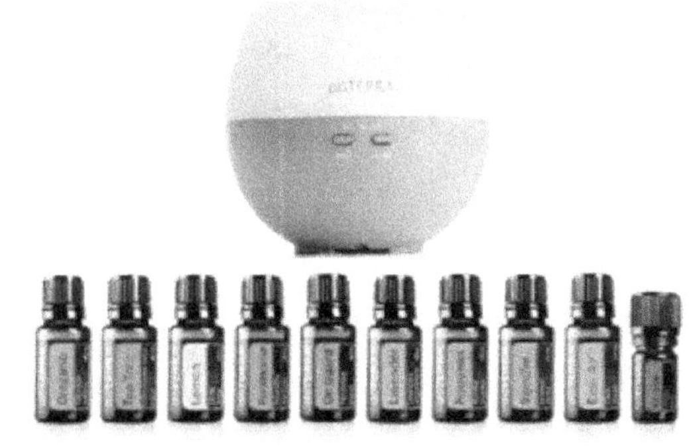

El kit esencial para el hogar de doTERRA contiene el increíble difusor de pétalos, más 10 botellas de los

siguientes aceites esenciales: lavanda, limón, menta, melaleuca, orégano, incienso,

LINK >>> https://amzn.to/316PlK9

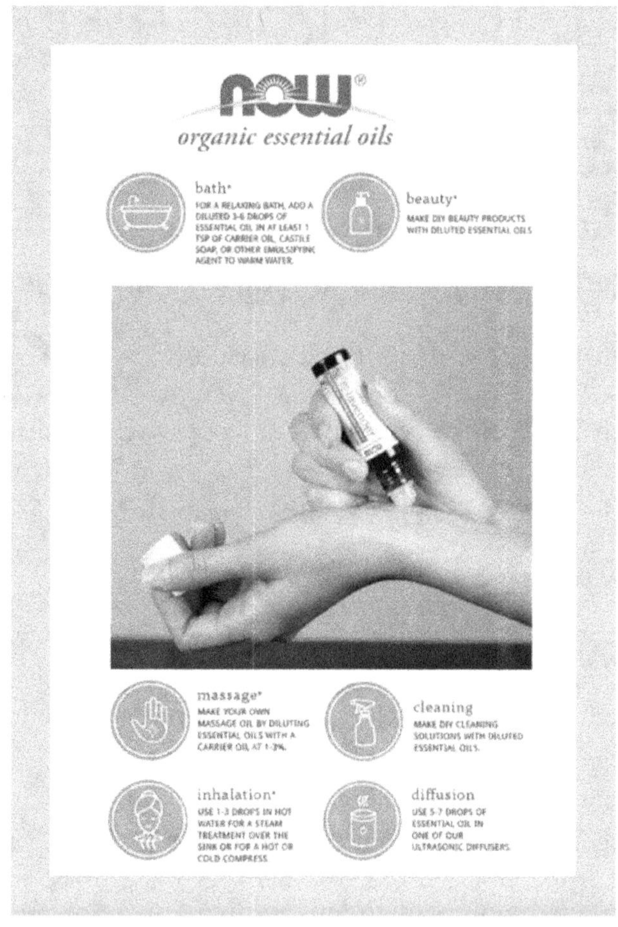

Blend de Óleo Essencial Orgânico de

Lavanda Lavender Roll-On 10ml NOW

Link >>> https://amzn.to/354zahY

BENEFICIOS DE LA AROMATERAPIA

La aromaterapia, como todas las prácticas de la nueva era, está alcanzando el éxito. Todo el mundo quiere probar el yoga o recibir un masaje con aromas que relajarán no solo el cuerpo, sino también el alma.

Pero junto con su creciente popularidad, está el creciente número de preguntas sobre el proceso. ¿De qué se trata esto? ¿Qué lo hace funcionar? ¿Es seguro? ¿Realmente calma los nervios y relaja los músculos?

La aromaterapia es la práctica o uso de extractos de aceites vegetales por sus beneficios medicinales y aromáticos con el objetivo de mejorar el bienestar psicológico, espiritual y físico. La verdadera aromaterapia no incluye el uso de aceites que se usan solo para perfumar. Estos se consideran productos no naturales porque ya han sido manipulados en laboratorios.

La mayoría piensa que la aromaterapia es un nuevo descubrimiento, pero la verdad es que la práctica de usar aceites esenciales con fines medicinales y aromáticos existe desde hace siglos. Todo comenzó con los griegos y los egipcios, que utilizaron un crudo proceso de destilación para extraer aceites de las plantas y flores de la región.

Uno de los principales beneficios de la aromaterapia es la mejora del estado psicológico y mental de una persona. La aromaterapia, dicen, puede ayudar a relajar la mente y deshacerse del estrés diario que sufren las personas. Puede aliviar el estado de ánimo y aliviar los síntomas del estrés, como los sentimientos de depresión, peso y tristeza. Por supuesto, no puede curar el verdadero problema psicológico. Y si está pensando en esos términos, se sentirá decepcionado. La aromaterapia solo ayuda a paliar los efectos del estrés, pero no las causas subyacentes y los problemas psicológicos.

También se afirma que la aromaterapia tiene fines medicinales, pero no cura directamente una enfermedad. Solo sirve para fortalecer el cuerpo de la persona y también para calmar sus miedos para que pueda afrontar mejor la enfermedad. La aromaterapia también puede aliviar la sensación de náuseas cuando tiene una enfermedad. Esto es especialmente cierto con las personas que se someten a quimioterapia.

Además, la aromaterapia puede mejorar el sistema inmunológico, lo cual es una gran ventaja para combatir enfermedades y dolencias. Al igual que con las afirmaciones de bienestar psicológico, la aromaterapia no puede curar una enfermedad. No se debe confiar en las personas que dicen lo contrario. La aromaterapia ayuda indirectamente, pero no cura el problema directamente.

Otro beneficio que proporciona la aromaterapia para la mejora de enfermedades comunes como la indigestión, el acné y otros problemas de la piel y también el síndrome premenstrual y la menstruación. Se sabe que la terapia ayuda a detener la dismenorrea, una afección en la que una persona siente dolor en la región abdominal debido a la menstruación.

Los aceites esenciales también se utilizan y combinan con algunas fórmulas para el cuidado del cabello porque se sabe que mantienen el cabello sano y brillante. Lo mismo ocurre con el cuidado de la piel.

La aromaterapia también puede ayudar a afrontar y lidiar con diversas emociones. De hecho, existen extractos de plantas especiales que se pueden utilizar para este propósito. La ira, por ejemplo, se puede aliviar con jazmín, naranja, chamonile romana, rosa e ylang ylang, mientras que la ansiedad se puede tratar con extractos de plantas como bergamota, geranio, madera de cedro, mandarina y lavanda.

La confianza se puede mejorar con un toque de Cypress, Bay Laurel y Rosemary, mientras que la depresión se puede aliviar con Clary Sage, Helichrysum, Neroli, Sandalwood, Frankincense y Mandarin.

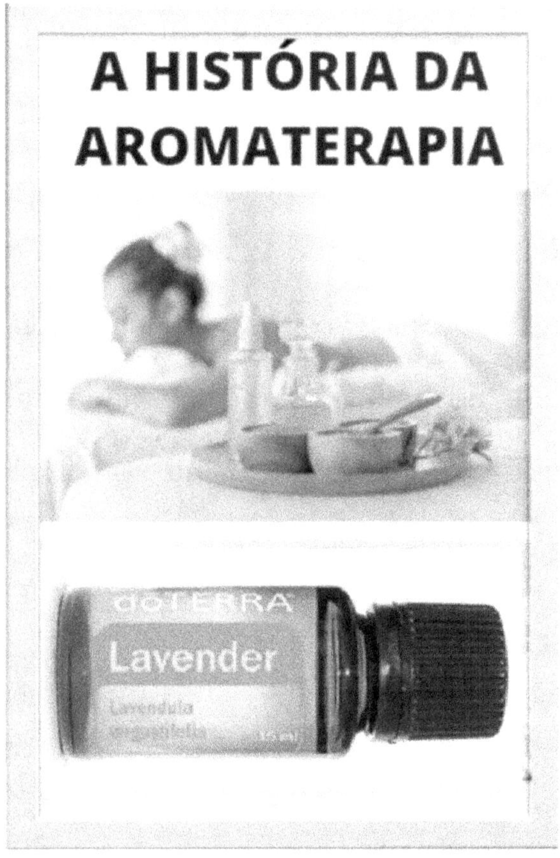

Óleo Essencial lavanda doTERRA 15 MI 100% puro

LINK >>> https://amzn.to/3iYxrQ5

HISTORIA DE LA AROMATERAPIA

En su definición exacta, la aromaterapia es el proceso de utilizar aceites vegetales volátiles para tratar no solo el bienestar físico de una persona, sino también su salud psicológica y mental.

Durante décadas, los cajones de los boticarios se han llenado de aceites esenciales utilizados para tratar enfermedades y otros problemas de salud. De hecho, la práctica de utilizar aceites existe desde hace casi mil años. Sin embargo, no fue hasta el siglo XX cuando se utilizó el término aromaterapia.

Comenzó con los chinos, que se encuentran entre las primeras culturas en incorporar la práctica a sus tradiciones. Usan aceites vegetales y queman incienso para ayudar a crear equilibrio dentro del cuerpo y armonía con la naturaleza.

Más tarde, los egipcios adoptaron la práctica y crearon un antiguo prototipo de destilador que extraía aceite de cedro crudo. Los aceites que se extraen de la planta se venden luego en los mercados de su país. Algunos afirman que Persia e India fueron los que inventaron el proceso de destilación, pero está claro que aún no se ha probado nada.

Con el tiempo, los egipcios comenzaron a extraer aceites de diferentes plantas. Además del cedro, utilizan clavo, nuez moscada, canela y mirra. Estos aceites también se utilizaron em embalsamando a sus muertos. De hecho, cuando se abrió una tumba egipcia a principios del siglo XX, se observaron rastros y rastros de estas plantas en algunas partes del cuerpo. Los arqueólogos incluso pudieron olerlo.

Los egipcios también usaban aromas y aceites en algunos de sus rituales, especialmente los de carácter espiritual. Algunos también usaban aceites como medicina, mientras que las mujeres los usaban como perfumes y cosméticos. De hecho, se cree que la palabra perfume proviene del latín fumum, que significa humo.

Hay afirmaciones de que los hombres también usan fragancias como las mujeres, pero tienen un método interesante para hacerlo. Colocarán un cono sólido de perfume sobre sus cabezas, que gradualmente se derretirá hasta que el perfume y el olor cubran todo su cuerpo.

Los griegos también usaban perfumes, pero está claro que todo se acreditaba a los dioses de su mitología. Aun así, el uso de aceites vegetales como perfume tomó vida propia y pronto Megallus hizo un perfume de mirra, que es un aceite graso.

Su perfume, llamado Megaleion, no solo tiene beneficios aromáticos, sino que también puede curar heridas y tiene una propiedad antiinflamatoria sobre la piel.

También fueron los griegos quienes establecieron los fines medicinales de las plantas. De hecho, el padre de la medicina, Hipócrates, practicó el uso de plantas por sus beneficios aromáticos y medicinales.

Armados con el conocimiento que obtuvieron de las civilizaciones egipcia y griega, Roman Discorides escribió un libro llamado De Materia Medica, que prueba las diferentes propiedades de hasta 500 plantas.

En el siglo XI, se inventó un proceso llamado tubo de enfriamiento en espiral. Esto tuvo un gran impacto en la destilación de aceites esenciales. Avicenna, persa, fue quien creó el prototipo, que permitió que el vapor y el vapor de la planta se enfriaran para poder extraerse mejor y más rápido que otras máquinas de destilación. Debido a esta invención, la atención se centró una vez más en los beneficios de los aceites esenciales de plantas.

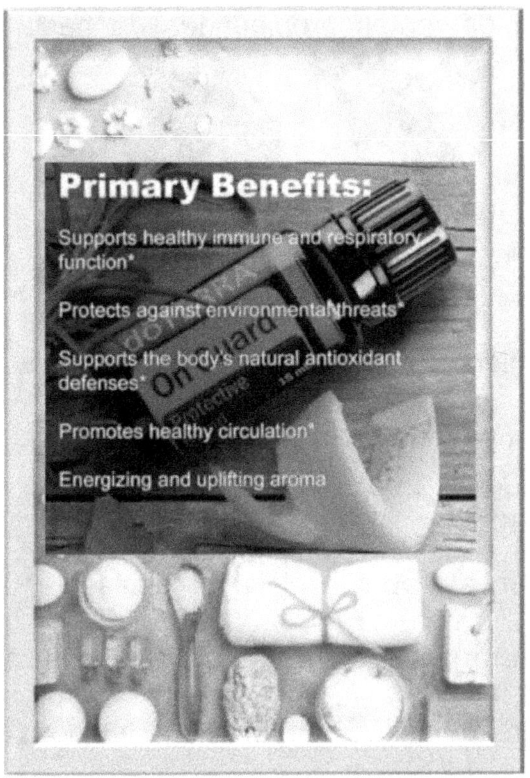

DoTERRA On Guard, mezcla protectora de aceite essencial

LINK >>> https://amzn.to/3k0qDmn

MASAJE Y BIENESTAR

La aromaterapia es una forma maravillosamente natural de tratar enfermedades comunes. Actúa estimulando la conexión entre el cerebro y el cuerpo, utilizando el sentido del olfato como punto de estímulo.

El uso de aromaterapia se puede incorporar a la vida cotidiana mediante el uso de velas de aromaterapia, jabones y similares. Sin embargo, para obtener todos los beneficios de la aromaterapia, debe tomarlo en serio y aprender todo sobre la aplicación tópica de los aceites esenciales de aromaterapia en las áreas afectadas para una experiencia de curación completa.

Qué mejor manera de incorporar la aplicación tópica de aceites esenciales que utilizándolos para un masaje de aromaterapia. Puedes disfrutar de un masaje de aromaterapia en pareja o solo.

Todo lo que necesita hacer primero es aprender y comprender qué aceites esenciales son los mejores para comenzar el masaje de aromaterapia. Cuando haya decidido qué aceite esencial usar, debe mezclarlo con un aceite portador de su elección y la proporción habitual es de 10 gotas de aceite esencial por onza de aceite portador.

Puede utilizar diferentes técnicas de masaje con su masaje de aromaterapia. Sin embargo, puede ser beneficioso investigar un poco sobre la mejor manera de combinar su masaje de aromaterapia con la estimulación adecuada del punto de acupresión para obtener el mejor efecto.

Un masaje de aromaterapia es maravilloso porque estás involucrado en los aromas del aceite esencial de tu elección y, al mismo tiempo, obtienes los beneficios directos de la aplicación tópica de estos mismos aceites. Ya sea que esté dando o recibiendo el masaje, ambas partes se beneficiarán de esta técnica de aromaterapia.

Si está haciendo el masaje de aromaterapia usted mismo, asegúrese de elegir un área tranquila y relajante en su hogar para hacerlo. Quizás pueda hacer su propio masaje de aromaterapia después de un maravilloso baño de aromaterapia.

Puede masajear sus aceites esenciales elegidos dentro de la cálida comodidad de su baño mientras sigue disfrutando del resplandor del baño de aromaterapia.

Aplicar aceites esenciales en las zonas afectadas.

De esta forma, te beneficias de oler los aromas de los aceites esenciales, pero también tu masaje inducirá la introducción de sangre fresco oxigenado en la zona que estás masajeando. Además, la aplicación del aceite esencial en la zona afectada proporcionará un alivio inmediato al penetrar las capas de la piel.

Para un masaje de aromaterapia se puede disfrutar en soledad, pero en total relajación, puede utilizar los servicios de una masajista profesional. Puede traer sus propias mezclas caseras de aceite de masaje de aromaterapia o beneficiarse de un paquete de aromaterapia profesional en su spa favorito.

Ya sea que decida aplicar el masaje de aromaterapia solo, en pareja o con un profesional, asegúrese de aprovecharlo al máximo. Siéntase en una posición relajante en un área igualmente relajante. Desde aquí puede respirar y sentir su camino hacia una mejor salud y estado de ánimo.

Un último consejo para adentrarse en el masaje de aromaterapia: utilice los tipos de aceites esenciales adecuados para las enfermedades o problemas correspondientes. Por ejemplo, si su objetivo es aliviar un dolor de cabeza, simplemente masajee una mezcla de aceite de romero y lavanda en la parte posterior de su cuello. Sin embargo, si se trata de músculos adoloridos y articulaciones cansadas, puede probar una mezcla de una parte de cada eucalipto, albahaca y salvia combinada con 4 partes de su aceite favorito, como almendra dulce o jojoba.

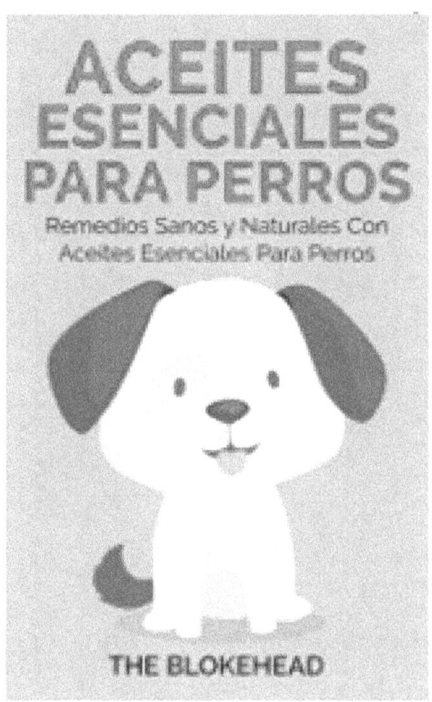

Aceites esenciales para perros: Remedios sanos y naturales con aceites esenciales para perros

EL PODER DEL TACTO Y LOS BENEFICIOS

DE LOS AROMAS

La etimología de la palabra masaje se remonta a la palabra griega "massein", que traducida libremente significa "amasar".

En nuestro estilo de vida frenético y vertiginoso, el masaje se ha convertido en una cosa de lujo e indulgencia. Sin embargo, desde la antigüedad y las antiguas civilizaciones de los griegos, persas y chinos, el masaje se ha utilizado como tratamiento medicinal para enfermedades comunes. Se utilizó principalmente como medicina preventiva y recibió una asociación sublime o espiritual.

La sabiduría de este pueblo antiguo debe incorporarse a la perspectiva moderna. El masaje bien puede usarse en este momento como una especie de terapia preventiva. Si nos tomamos el tiempo para rastrear la relación entre la enfermedad y sus causas, nos daremos cuenta de que muchas de las enfermedades modernas que afectan al individuo moderno se deben principalmente al estrés y a un estilo de vida hiperactivo.

El masaje regular ayudará a mantener el equilibrio entre una vida ajetreada y una vida relajada y sin estrés. De esa manera, en lugar de crear tensión entre estos dos mundos, puede crear armonía y equilibrio. Para mejorar aún más la experiencia del masaje, se puede incorporar aromaterapia al masaje. Esto se puede hacer usando un aceite de masaje de aromaterapia durante la sesión de masaje. De esa manera, puede disfrutar del poder del tacto combinado con los beneficios de la aromaterapia.

Independientemente de la técnica de masaje empleada, ya sea shiatsu, sueco o una combinación, el beneficio de usar un aceite de masaje de aromaterapia duplicará los resultados beneficiosos de su sesión de masaje.

Sin embargo, debe recordar obtener la ayuda de masajistas calificados, porque las personas no capacitadas pueden hacer más daño que bien cuando se trata de practicar técnicas de masaje. Luego de conocer a un profesional calificado, antes de comenzar la sesión de masaje, debes contarle a tu terapeuta lo que quieres lograr y darle una historia personal para que ambos puedan decidir qué tipo de masaje terapéutico será el más adecuado para tu personal especial. situación.

Decide qué aceite de masaje de aromaterapia usar para tu situación. Por ejemplo, si necesita un masaje vigorizante y relajante, puede optar por utilizar una mezcla de rosas como aceite de masaje de aromaterapia. Esta mezcla consta de un poco de sándalo, rosa y jazmín. Si se hace correctamente, el uso de este aceite de aromaterapia para masajes en su masaje hará maravillas con su estado de ánimo y su estado físico.

Debes recordar planificar adecuadamente tu horario de masajes, aunque puedes comenzar el día con un masaje utilizando un aceite de masaje de aromaterapia, recuerda que no debes ducharte al menos 8 horas después de la sesión para permitir que el cuerpo absorbe completamente el aceite de masaje de aromaterapia.

Volviendo al uso de aceites de masaje de aromaterapia, no debe tener miedo de intentar hacer sus propias mezclas. Encontrará recetas en libros y en línea para aceites de masaje de aromaterapia; sin embargo, esto no debería limitar el uso de estas recetas.

Después de adquirir cierta competencia y conocimiento sobre los aceites esenciales y sus beneficios, puede intentar hacer su propia mezcla perfecta para un aceite de masaje de aromaterapia. De esa manera, cada experiencia puede ser única y maravillosa al mismo tiempo y adaptada

personalmente a sus necesidades.

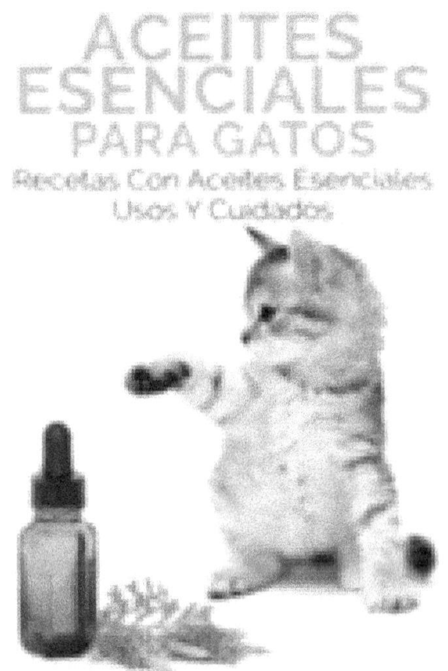

**Aceites esenciales para gatos: Recetas
con aceites esenciales, usos y cuidados**

RELAJARSE EN UN BAÑO DE

AROMATERAPIA

Un día agotador en la oficina, con la cabeza pesada y los músculos corporales levemente adoloridos, todo desaparece después de un baño caliente o masaje. Desafortunadamente, los precios de estos servicios son bastante caros, por lo que esto no se puede hacer con regularidad.

Si los mismos aceites aplicados al cuerpo pueden hacer maravillas, ¿por qué no usar lo mismo simplemente inhalando? Esta idea trajo la aromaterapia y los estudios han demostrado que más personas se están involucrando en ella.

La aromaterapia proviene de aceites extraídos de plantas o árboles. Algunos ejemplos son manzanilla, jazmín, lavanda, sándalo e ylang-ylang. Estos se envasan en botellas pequeñas y verter unas gotas en agua tibia o usar velas aromáticas tiene un efecto increíble en la persona.

Pero, ¿qué hace que un baño de aromaterapia sea tan eficaz? La clave de esto son los diversos olores, que entran por las fosas nasales y envían una señal al cerebro. Esto le da a la persona una sensación de alegría, haciéndola sentir feliz y renovada.

Esto realmente hace que un baño de aromaterapia sea diferente, porque el olor del jabón o champú usado nunca se puede comparar con lo que ofrecen los aceites. Después de estar acostado en la bañera durante unos quince o 15 minutos, el individuo puede levantarse y tomar una ducha para enjuagar todo.

Lo bueno de esta nueva tendencia para aliviar el estrés es que un baño de aromaterapia se puede realizar en casa. Esto realmente le ahorrará unos dólares en lugar de ir al spa, especialmente cuando los diferentes aceites se pueden comprar en línea o en una tienda.

A veces, en lugar de simplemente usar un perfume, es posible mezclar unas gotas para crear algo que tenga un efecto más fuerte.

Un buen ejemplo que ayudará a aliviar los dolores corporales es mezclar 20 gotas de aceite de lavanda, 10 gotas de romero y mora, 5 gotas cada una de aceite de menta y ciprés mezclado con un poco de aceite de masaje para hacer el el dolor pasa

Otra gran idea para mezclar en agua tibia son 20 gotas de geranio, 10 gotas de bergamota e ylang ylang con 5 gotas de incienso y madera de cedro cada una. Esto también debe mezclarse nuevamente con aceite de masaje antes de ponérselo.

Además del aceite y las velas, algunos incluso intentaron usar sales de baño que se disuelven en agua. Incluso se puede reproducir música de fondo suave convirtiendo el baño en un spa en miniatura.

Antes de intentar cualquier cosa, es una buena idea comprobar si la persona es alérgica a alguno de los aceites usados. En ocasiones, algunos experimentos al mezclar un perfume con el otro deben realizarse de antemano para poder disfrutar de la experiencia. La persona puede descubrir algo nuevo que nunca antes se había probado.

La persona debe ser consciente de que la aromaterapia no es la solución para quien padece una enfermedad grave. Sin embargo, los estudios han demostrado que puede ayudar a mejorar o incluso fortalecer el sistema inmunológico.

Entonces, la próxima vez que la persona se sienta estresada, en lugar de tomar medicamentos, quizás acostarse en la bañera no sea una mala idea, después de todo, poder recargar todas las

baterías y prepararse para otro día en la oficina.

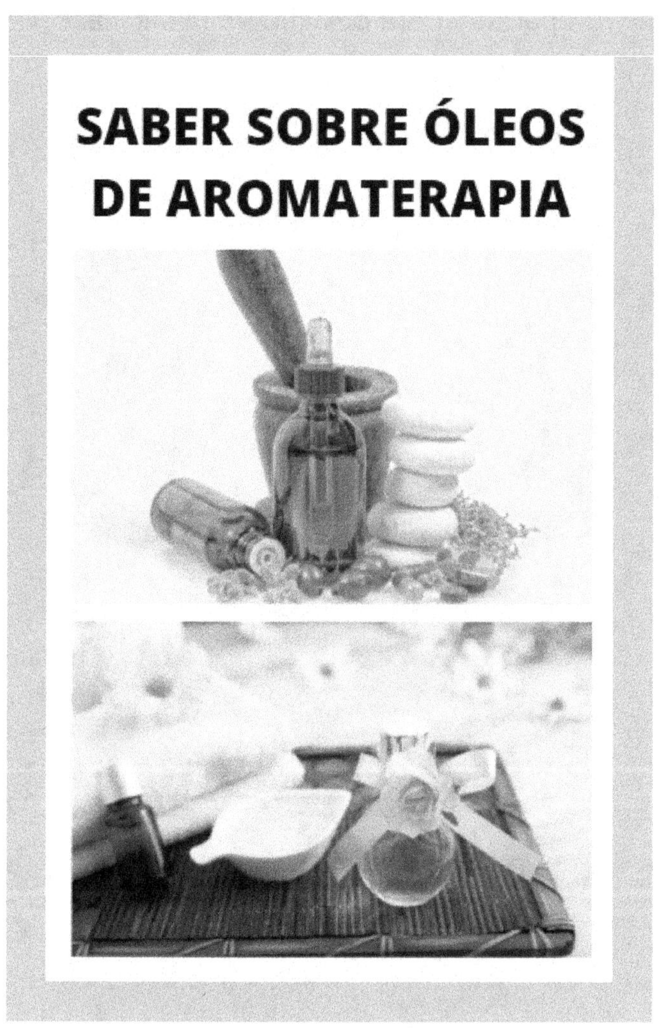

SABER SOBRE ÓLEOS
DE AROMATERAPIA

CONOZCA LOS ACEITES DE

AROMATERAPIA

Desde el comienzo de la civilización en Egipto, la gente ha utilizado la aromaterapia a diario. Sin las complejidades de la curación moderna, la gente en ese momento solo recurría a la medicina tradicional y alternativa para aliviar el dolor físico.

Pero, debido al auge de la ciencia moderna en el campo de la medicina, esta tradición de curación con recursos naturales ha desaparecido lentamente.

Pero hoy, con la tendencia a volver a lo natural y lo básico, la aromaterapia se está volviendo bastante popular en el mundo de la curación por sus propiedades terapéuticas. La aromaterapia generalmente implica el uso de aromaterapia derivada de diversas partes de plantas. Se cree que estos aceites de aromaterapia contienen propiedades terapéuticas que ayudan enormemente a los pacientes a recuperarse y finalmente a sanar.

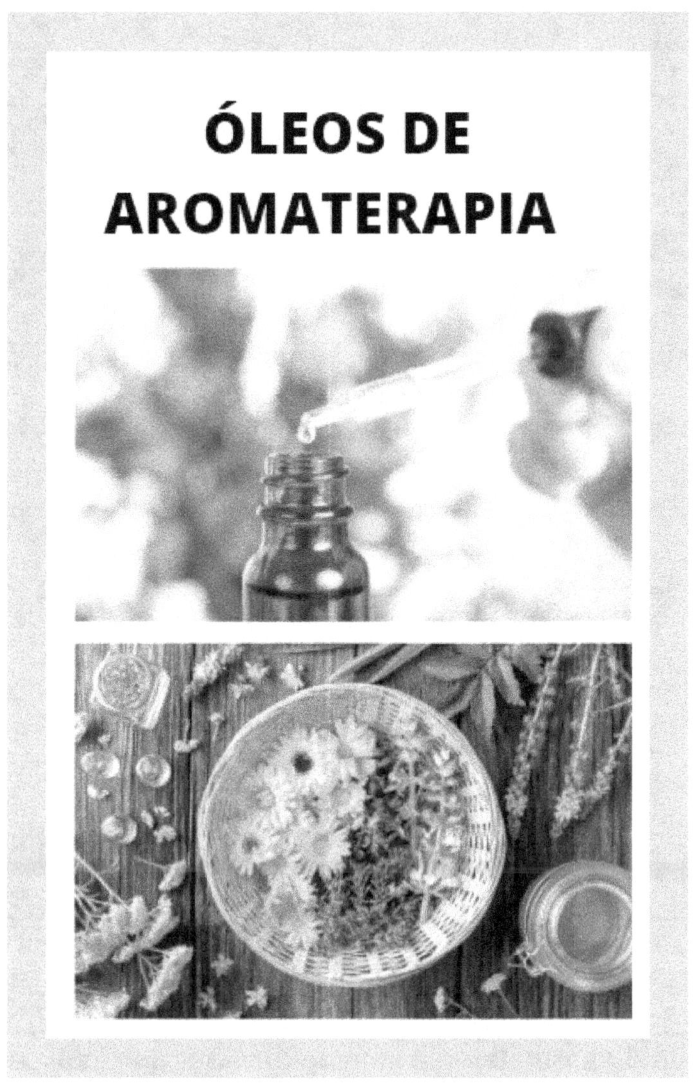
ÓLEOS DE
AROMATERAPIA

ACEITES DE AROMATERAPIA

Básicamente, la aromaterapia se refiere a la técnica de curación que utiliza aceites aromáticos extraídos y destilados de diferentes plantas para brindar una sensación de bienestar físico y psicológico.

La forma más común de utilizar el aceite de aromaterapia es mediante la inhalación, colocando una pequeña gota del aceite de aromaterapia elegido en un trozo de tejido o paño suave. Además de inhalar con un paño o pañuelo de papel, también puede obtener los beneficios del aceite de aromaterapia inhalando vapor que implica el uso de aceite de aromaterapia vertido en un recipiente con agua caliente. Los aceites de aromaterapia, cuando se usan junto con el aceite portador, también son una excelente manera de realizar un masaje relajante o un baño relajante.

Además de usar aceite de aromaterapia como un medio calmante, también se puede usar para resolver problemas domésticos comunes, como la cocina, el cajón o el dormitorio malolientes. Varios aceites de aromaterapia como lavanda, citronela y menta también pueden ser repelentes de insectos eficaces y repelentes de insectos naturales. Puede hacer esto colocando unas gotas de aceite de aromaterapia en bolas de algodón y colocándolas en lugares donde los insectos generalmente prosperan, como puertas y ventanas.

Dado que aparentemente hay innumerables formas de usar aceites de aromaterapia, debe familiarizarse con lo que debe considerar antes de comprar o comprar aceites de aromaterapia.

- Investigue un poco antes de usar el aceite de aromaterapia específico. Como cada tipo de aceite de aromaterapia tiene diferentes cualidades terapéuticas, no puede garantizar que el producto que planea comprar no lo dañará. Asegúrese de saber qué propiedades se utilizarán para una enfermedad específica.

- Sea meticuloso con el recipiente. Lo primero que debes considerar al comprar aceite de aromaterapia es el recipiente. Si ves un aceite esencial colocado en una botella transparente o de plástico, ignóralo porque probablemente haya falta de luz o la luz excesiva puede haber dañado las propiedades intrínsecas del aceite de aromaterapia. Asegúrese de comprar aceites de aromaterapia que se colocan en botellas de colores para garantizar la calidad.

- Asegúrese de revisar y verificar la etiqueta. Al revisar la etiqueta, puede asegurarse de que el aceite de aromaterapia que planea comprar sea puro. Evite comprar esos frascos que dicen "perfume" o "aceite de fragancia" porque no contienen aceites puros de aromaterapia extraídos de plantas.

- Examine el frasco cuidadosamente para ver si hay polvo y fecha de vencimiento. Si la botella tiene polvo en la tapa o alrededor del empaque, no la compres porque indica que el producto que planeas comprar es viejo y probablemente ha perdido su aroma aromático y propiedades curativas.

- Considere el precio. Como los aceites puros de aromaterapia se extraen y destilan de varias plantas, su precio varía drásticamente. Recuerde que los aceites de aromaterapia puramente terapéuticos derivados de plantas exóticas son más

caros que los derivados de plantas ordinarias.

DESCUBRIENDO LAS MARAVILLAS DE LOS

ACEITES ESENCIALES

Incluso antes de los albores de la civilización moderna, los aceites esenciales se derivaron y se usaron para curar, relajar y restaurar a las personas. La historia cuenta que los egipcios administraron por primera vez el uso de estos aceites esenciales en su vida diaria.

Pero, debido al auge de la curación moderna, esta práctica de curar usando aromas ha desaparecido lentamente.

Pero ahora, el impacto del uso de aceites esenciales en la curación ha recuperado el lugar que le corresponde. Combinados con el término "aromaterapia", los aceites esenciales ahora juegan un papel importante en la terapia "holística" - curando no solo el cuerpo, sino también la mente y las emociones. Hoy en día, se cree que los aceites esenciales están presentes en casi todos los productos aromáticos, como los aceites esenciales, absolutos, resinoides y concretos.

Una de las tendencias en lo que respecta a la curación es la aparición de la aromaterapia o el uso de sustancias perfumadas seleccionadas, llamadas aceites esenciales, en lociones e inhalantes en un esfuerzo por afectar el estado de ánimo y promover la salud.

A menudo administrados a través de un masaje, el uso de aceites esenciales de aromaterapia se ha vuelto bastante popular debido a sus propiedades terapéuticas que van directamente a la piel y al torrente sanguíneo de una persona. Además de los masajes, los aceites esenciales de aromaterapia también se utilizan en forma de compresas frías y calientes, en el baño o simplemente por inhalación.

El uso de aceites esenciales de aromaterapia también está siendo adaptado incluso por varios hospitales, ya que se cree que estos aceites ayudan mucho a aliviar el estrés, la depresión e incluso ayudan al paciente a controlar o tolerar el dolor.

Además de aprovechar sus propiedades calmantes y terapéuticas, los aceites esenciales de aromaterapia también se están utilizando para tratar diversos problemas de la piel, reduciendo los efectos de esa enfermedad. Además, los aceites esenciales de aromaterapia también son conocidos por aliviar el dolor, el estrés y la depresión.

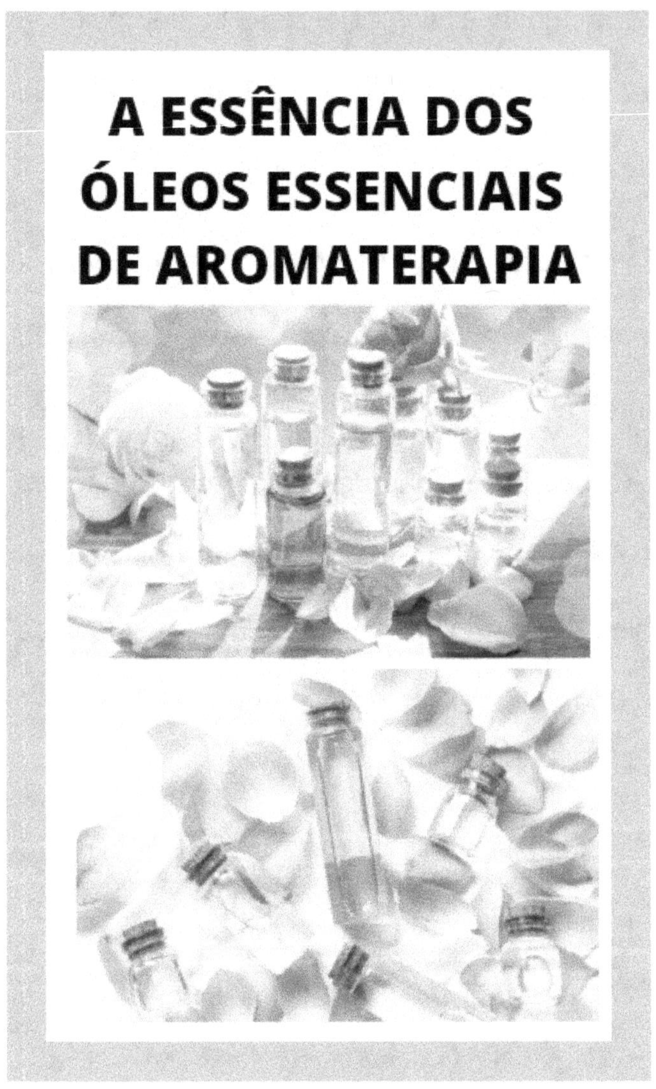
A ESSÊNCIA DOS ÓLEOS ESSENCIAIS DE AROMATERAPIA

LA ESENCIA DE LOS ACEITES ESENCIALES

DE AROMATERAPIA

La aromaterapia implica básicamente el uso de aceites esenciales puros y absolutos. Los aceites esenciales, que se derivan de diferentes plantas recolectadas en todo el mundo, son sustancias altamente fragantes, complejas y volátiles que tienen diversos grados de fragancia, complejidad y volatilidad.

Conocidos como los extractos más potentes y concentrados de diversas partes de flores, frutas, hojas, especias, raíces y madera, se cree que cada tipo de aceite esencial emulsiona y contiene una cierta energía aromática.

En comparación con los aceites grasos o vegetales, los aceites esenciales son de naturaleza más volátil. Los expertos dicen que los principales grupos funcionales de los aceites esenciales que se utilizan en la aromaterapia en la actualidad incluyen monoterpenos, ésteres, aldehídos, cetonas, óxidos, alcoholes y fenoles.

Los monoterpenos son aquellos aceites esenciales de aromaterapia que contienen propiedades bactericidas, antivirales y antisépticas que pueden causar irritación de la piel cuando no se usan correctamente. Ejemplos de tales incluyen limones, pinos e incienso. Los ésteres, en cambio, son fungicidas, sedantes y bastante aromáticos, como la bergamota, la salvia y la lavanda.

Aunque se sabe que los aldehídos contienen propiedades sedantes y antisépticas como la melisa, el limoncillo y la cirtronela, las cetonas son las que ayudan a aliviar la congestión, ayudan en el flujo de moco, pero pueden ser muy tóxicas con el uso excesivo.

Ejemplos de esto son el hinojo, el hisopo y la salvia. Los óxidos son aquellos que tienen cualidades expectorantes y bactericidas, como el romero y el árbol del té.

Aunque se sabe que los alcoholes contienen cualidades antisépticas, antivirales y edificantes, presentes en plantas como el palo de rosa, el geranio y la rosa, los fenoles tienen fuertes propiedades bactericidas y estimulantes que pueden afectar la piel como el clavo, el tomillo o el orégano.

INCENSO DE AROMATERAPIA

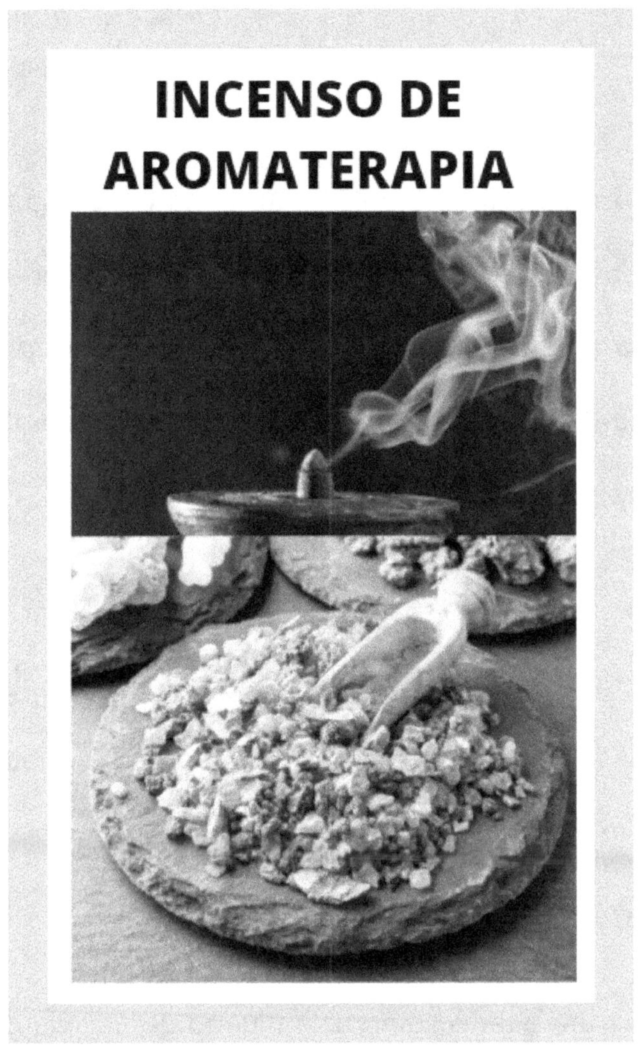

INCIENSO DE AROMATERAPIA

Una forma de mantener la calma si una persona se siente estresada es respirar profundamente. Si eso no es suficiente, a veces puede ayudar salir de la habitación para tomar un poco de aire fresco.

La aromaterapia también es un gran tranquilizante. Además de aplicar el aceite o inhalarlo, se puede hacer lo mismo con el uso de incienso.

La persona puede comprar un juego de palillos de dientes por menos de $ 10 en la tienda. Estos deben encenderse y colocarse en un recipiente para que el perfume pueda llenar la habitación.

El uso de incienso también se utiliza en otras funciones. La mayoría de las iglesias usan incienso o sándalo para realizar una ceremonia especial. Los chinos usan esto para protegerse de los espíritus malignos cuando abren un negocio para tener un futuro próspero por delante. Algunos establecimientos utilizan palitos de lavanda, que son muy eficaces para protegerse de los insectos.

No todos los tipos de incienso son buenos para usar. Esto se debe a que existen en el mercado unos de calidad inferior, que pueden poner en riesgo el sistema respiratorio, especialmente para las personas con asma.

Esto puede evitarse acudiendo únicamente a distribuidores de confianza recomendados por familiares y amigos.

A continuación se muestran algunos ejemplos de varillas de incienso que generalmente se venden al público.

1. El primero es ámbar. Están diseñados para calmar condiciones perturbadoras, lo que puede ayudar a estabilizar los desequilibrios en el sistema.

2. El segundo es el cedro de la India, que a menudo se utiliza como antidepresivo.

3. El tercero es Jasmine. Ayuda a equilibrar las hormonas en hombres y mujeres. Esto a veces se considera un afrodisíaco, al igual que el chocolate, que es excelente para darle vida al sexo.

4. Luego viene la lavanda, que siempre se sabe que hace que una persona se relaje.

5. A Lily se le llama a veces un sedante suave, ya que ayuda a ralentizar el ritmo cardíaco y calmar los nervios.

6. El pachulí ayuda a fortalecer los nervios. Hace lo mismo que el cedro de la India, por lo que si se acaba el primero, siempre hay una alternativa que se puede utilizar como sustituto.

7. Rose promueve la sanación espiritual y la sintonía. Esto es ideal tanto acostado como meditando en la habitación, lo que ayudará a la persona a concentrarse en la tarea que tiene entre manos.

8. Por último, es la sandalia del SIDA, que es muy similar a Rose y ayuda a estimular las glándulas pituitaria y pineal.

Estos palillos de dientes se venden generalmente en juegos. Un paquete puede contener hasta una docena, mientras que aquellos que quieran obtener un buen valor deben intentar obtener el tipo que lleva cuatro o cinco aromas diferentes. Esto le dará al individuo algunos de los disponibles en el mercado para que el cliente sepa cuál comprar cuando sea el momento de repostar.

Después de un tiempo usando incienso de aromaterapia, la persona puede probar otras cosas que están disponibles para ayudarlo a sentirse relajado todo el tiempo. Hay sales de baño, que se pueden usar en el baño, velas que también hacen lo mismo que el incienso.

La aromaterapia es realmente una excelente manera de volver a sentirse bien. Tiene una sensación natural que no tiene efectos secundarios y puede usarse con la frecuencia que la persona desee. Lo único que hay que descubrir es cuál usar, ya que cada tipo tiene un uso específico.